AF613442

DU TRAITEMENT

DU

REIN MOBILE DOULOUREUX

DE LA NÉPHRORRAPHIE EXPÉRIMENTALE

PAR

Le Dr LE GUZIAT
EX-MÉDECIN DE LA MARINE

PARIS
G. STEINHEIL, ÉDITEUR
2, rue Casimir-Delavigne, 2

1889

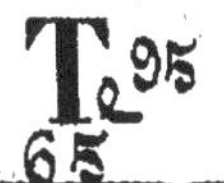

Te95 65

DU TRAITEMENT

DU

REIN MOBILE DOULOUREUX

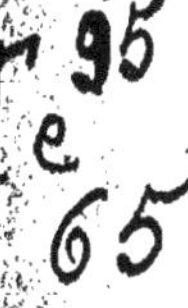

DU TRAITEMENT

DU

REIN MOBILE DOULOUREUX

DE LA NÉPHRORRAPHIE EXPÉRIMENTALE

PAR

Le Dr LE CUZIAT

EX-MÉDECIN DE LA MARINE

PARIS

G. STEINHEIL, ÉDITEUR

2, rue Casimir-Delavigne, 2

1889

INTRODUCTION

Dans le cours des expériences sur le rein, auxquelles M. le Dr Tuffier, chirurgien des hôpitaux, s'est livré au laboratoire de la Faculté des sciences depuis 1885 et qu'il vient tout récemment de publier, l'étude de la néphrorraphie a occupé une place importante.

Le premier, Hahn de Berlin, songea à substituer cette opération à la néphrectomie. La chute du rein étant considérée comme la seule cause des troubles observés, il chercha à y remédier en ramenant cet organe dans sa situation normale et en l'y fixant. Il pensa trouver dans la capsule cellulo-adipeuse un moyen de suspension suffisant. Le peu de résistance de ce tissu devait être et fut en effet une cause d'échec soit immédiat, soit à brève échéance.

On n'a pas été plus heureux en se servant de la capsule propre du rein comme point d'appui. Cette enveloppe d'ailleurs, jouant le rôle d'isolateur véritable, ne permet la formation d'aucune adhérence de cet organe à la paroi. Les expériences de M. Tuffier sont bien concluantes à cette égard. Décollant l'un de l'autre deux plans musculaires de la paroi lombaire, il a fait entrer le rein dans la loge ainsi formée. Il a ensuite suturé les lèvres de cette cavité, ne laissant qu'un passage suffisant pour le pédicule rénal. A l'autopsie, on a trouvé les lèvres de la plaie parfaitement cicatrisées, mais le rein était toujours mobile et non adhérent dans sa loge (1).

M. Tuffier supprima cet invincible obstacle, offert par la capsule propre à la formation de toute adhérence. Décortiquant sur une certaine étendue la glande rénale, il mit cette surface cruentée en contact avec la plaie lombaire. Un moyen de suspension provisoire était nécessaire pour attendre la formation d'adhérences solides. Il ne craignit pas, dans ce but, de passer à travers le rein deux gros fils de catgut qu'il fixa à la paroi lombaire, l'innocuité de cette manœuvre lui ayant été démontrée par ses expériences antérieures (2).

Les résultats de cette opération ont été excellents. Constamment, une cicatrice très solide s'est formée exactement limitée à la surface dénudée.

D'après ses indications, nous avons nous-même répété ce procédé de néphrorraphie sur des chiens, au laboratoire, et, malgré notre inexpérience, nous avons pu, dès le premier essai, provoquer une fixation absolue de l'organe.

L'excellence des résultats obtenus et la facilité d'application de ce procédé, semblent devoir en faire un procédé de choix dans les cas où existent les indications de la néphrorraphie.

Placé en face d'un rein flottant douloureux, le médecin ne devra pas de prime abord songer à une inter-

(1) Dr Tuffier. *Etudes expérimentales sur la chirurgie du rein* (p. 50 et 51).

(2) *Chap. néphrorraphie. Etudes expérimentales sur la chirurgie du rein.* Dr Tuffier (p. 45).

vention sanglante. Le traitement palliatif sera toujours essayé. Souvent son application procurera un soulagement suffisant pour que l'idée de toute opération soit immédiatement écartée. Une guérison complète, c'est-à-dire l'immobilisation définitive, sera même quelquefois obtenue.

Le traitement palliatif vient-il à échouer, le chirurgien aura à se prononcer entre deux modes de traitement. L'un, la *néphrectomie*, supprime l'organe ectopié et les troubles qu'il provoque par son déplacement. Les résultats opératoires ont été peu favorables et les résultats thérapeutiques n'ont pas toujours répondu à l'attente des chirurgiens.

Moins radical et plus rationnel, le deuxième, la *néphrorraphie*, présente l'avantage de conserver un organe souvent intact. Il ne faudrait pas croire toutefois que le relèvement de l'organe déplacé suffise toujours à faire disparaître les accidents observés. En parlant de la pathogénie de cette affection, nous verrons qu'il n'est pas dans tous les cas le seul coupable. Souvent, en effet, les organes voisins ont, comme lui, quitté leur situation normale et causent ainsi des troubles indépendants de ceux produits par le rein mobile.

Dans ce travail, tout en nous occupant principalement de la néphrorraphie, essayant d'exposer les inconvénients des différents procédés employés jusqu'ici et les avantages que l'on peut tirer des perfectionnements que M. Tuffier a apportés à cette opération, nous ne pouvons nous dispenser de parler des autres traitements. Leur étude nous permettra de déterminer les indications qui devront guider le médecin dans le choix de l'un ou l'autre.

Nous traiterons sommairement l'histoire du rein flottant, nous étendant plus longuement sur sa pathogénie et ses symptômes liés, croyons-nous, à d'autres affections dont on l'a séparé.

Qu'il nous soit permis de remercier ici M. le Dr Tuffier, de la bienveillance qu'il nous a témoignée pendant l'exécution de ce travail. Il nous a lui-même enseigné son procédé et nous lui sommes redevable des planches ci-jointes, qui donnent une idée exacte des résultats qu'il a obtenus et que nous avons nous-même reproduits dans nos quatre expériences.

Nous ne saurions oublier M. le Dr Marfaut, qui a eu l'obligeance de rédiger pour nous une intéressante observation de traitement palliatif que nous publions, et notre camarade M. Bresset, pour l'aide qu'il nous a fournie dans l'établissement de nos statistiques de néphrectomie et de néphrorraphie connues jusqu'ici.

Que M. le professeur Guyon reçoive l'expression de notre reconnaissance pour l'honneur qu'il nous a fait en acceptant la présidence de notre thèse.

Historique. — Pathogénie

Le rein flottant douloureux, signalé pour la première fois par Mesué, puis par J. Riolan, ne fut classé définitivement comme entité pathologique que par Rayer en 1841, dans son *Traité des maladies des reins.* En 1859, Fritz, interne des hôpitaux, en fit une étude complète dans les *Archives générales de médecine.*

Il est plus fréquent qu'on ne le croit, disait Rayer. De fait, il a suffi de le signaler à l'attention des médecins pour que les cas s'en soient multipliés. Sur cinq mille cinq cents malades examinés à ce point de vue à la Clinique d'Oppolzer, vingt-deux offrirent des signes manifestes de déplacement de cet organe (1). Nous avons nous-même rencontré, par hasard, dans le même mois, cette affection chez quatre femmes venues à la consultation de l'Hôtel-Dieu et que nous examinions pour tout autre maladie.

Cette fréquence ne se répartit pas également sur tous les âges, ni sur les deux sexes : l'enfant y est rarement sujet. Steiner publie trois observations d'ectopie rénale acquise chez trois enfants dont deux filles, l'une de six et l'autre de dix ans, et un garçon de neuf ans. On ne la

(1) *Dict. encyclopédique*, art. Rein. LANCEREAUX.

trouve que rarement dans la seconde moitié de la vie. C'est de vingt à quarante ans qu'elle se manifesterait le plus souvent.

Mais la différence devient surtout frappante dans les deux sexes. Rayer signalait déjà la prédominance de la chute du rein chez les femmes. Sur soixante-quatre cas observés par Lancereaux, cinquante-cinq appartenaient au sexe féminin et neuf seulement au sexe masculin. Ebstein (de Berlin) a trouvé que sur quatre-vingt-seize cas, cinquante-deux femmes en étaient atteintes (1).

Enfin, la chute du rein droit s'observe beaucoup plus souvent que celle du rein gauche. Sur trente observations de reins flottants, publiées par Rayer, dix-neuf fois le rein droit était en ectopie, le rein gauche quatre fois seulement et un déplacement bi-latéral existait deux fois.

Les signes physiques du déplacement de cet organe sont bien nets. Par le palper et la percussion, on constate son absence dans l'endroit qu'il doit occuper normalement, et on pourra le retrouver dans les parties les plus diverses de la cavité abdominale, mais le plus souvent sur la ligne médiane. La pression exercée sur le rein, donnerait lieu à une sensation douloureuse spéciale qui permet de ne pas le confondre avec une autre tumeur. Il ne faut pas trop en tenir compte, car elle n'a pas été accusée par les malades que nous avons pu observer.

L'ectopie rénale se manifeste surtout par des troubles fonctionnels d'une grande variété et par des phénomènes

(1) *Dict. encyclopédique*, art. Rein. LANCEREAUX.

douloureux plus ou moins accentués. L'on a, en effet, signalé des accidents très sérieux du côté du tube digestif : vomissements, crises gastriques, coliques violentes, constipation; du côté du foie : congestion, ictère; du côté de la vessie : rétention, incontinence d'urine, cystite. Dans quelques cas, des manifestations cérébrales ont été observées.

Les douleurs, en général, assez légères au début de l'affection, vont en s'accentuant, se présentant sous forme de crises, ou survenant d'une façon continue. La station debout, la marche, l'équitation les exaspèrent, le repos dans le décubitus dorsal les diminue notablement.

L'on ne peut s'empêcher de s'étonner que le déplacement du rein puisse, à lui tout seul, provoquer de si grands désordres. En lisant les observations d'ectopie rénale, nous avons presque toujours remarqué que les accidents fonctionnels ou douloureux signalés après cette chute de l'organe existaient antérieurement, moins accentués il est vrai. Les malades que nous avons interrogées, nous ont toutes accusé des troubles gastriques ayant précédé l'apparition du déplacement.

D'un autre côté, dans un cas de néphrectomie pratiquée par M. Polaillon, aucun amendement ne fut obtenu aux phénomènes douloureux.

La fixation bien constatée du rein à la paroi lombaire dans le cas de néphrorraphie que nous publions, ne produisit pas de meilleurs résultats.

Dans bien des cas, une partie de ces troubles est due à d'autres causes et, en étudiant la pathogénie du rein mobile, l'explication nous en sera fournie.

Considérés d'une façon absolue « les reins, dit « M. Sappey, sont maintenus dans la position qu'ils « occupent par une enveloppe cellulo-fibreuse, à laquelle « se mêle une quantité variable de tissu adipeux et qui « était déjà connue du temps de Haller sous le nom de « capsule adipeuse.

« Cette capsule présente une disposition qui mérite « de fixer notre attention. Elle comprend deux éléments « bien distincts : un élément cellulo-fibreux et un « élément adipeux.

« L'élément cellulo-fibreux est une dépendance de la « lame fibreuse qui revêt sur quelques points le péri- « toine et qui porte le nom de *fascia propria.* Parvenue « au niveau du rein, cette lame se dédouble : l'un de « ses feuillets passe transversalement au-devant de « l'organe, comme le péritoine qu'il accompagne et au- « quel il adhère par un tissu cellulaire fin, dépourvu « de graisse; l'autre s'engage sous la face profonde du « viscère, puis sous les vaisseaux qui s'y rendent ou « qui en partent, et se confond bientôt avec le précé- « dent. Supérieurement, ces deux feuillets s'unissent « au-dessus du rein, qu'ils séparent de la capsule sur- « rénale; inférieurement, ils se prolongent jusqu'au « détroit supérieur du bassin en s'amincissant de plus « en plus. Par celle de leur face qui répond à la glande, « ils lui adhèrent à l'aide de prolongements filamenteux; « par la face opposée, ils adhèrent à toutes les parties « ambiantes, à l'aide d'un tissu cellulaire plus ou moins « lâche.

« L'élément adipeux n'existe pas chez le fœtus, c'est

« vers l'âge de huit à dix ans qu'il commence à se « montrer. La quantité chez l'adulte est très variable. « La graisse qui entoure le rein est, en général, si molle, « qu'elle se prête elle-même à de légères oscillations (1). »

D'après ces notions anatomiques, nous voyons que le rein n'est rien moins que bien fixé dans la position qu'il occupe. Suspendu par ses vaisseaux et le péritoine à un point situé en dedans et plus élevé que lui, à la façon d'un pendule que l'on écarte de la position verticale, il n'est retenu dans cette position oblique que par les très faibles adhérences qu'offre à la paroi lombaire le feuillet pariétal du péritoine qui passe au-devant de lui. On ne peut considérer le tissu cellulo-adipeux qui enveloppe cet organe en arrière et sur les côtés, comme un moyen bien puissant de contention. Il n'offre qu'une résistance peu appréciable. Il nous semble plus naturel de faire de cette graisse liquide un moyen de protection contre les violences extérieures qui viennent s'exercer sur cette région. Ce coussinet n'est pas spécial au rein, les côlons en sont également munis à leur partie postérieure.

Il est donc nécessaire de chercher ailleurs les facteurs de l'immobilisation du rein. Nous les trouverons, pour cet organe comme pour les intestins, dans la pression exercée par les parois de l'abdomen. Que celles-ci, par suite de grossesses multipliées, d'ascite, viennent à perdre leur résistance normale, et l'on verra se produire un déplacement de la masse intestinale, et les reins suivront

(1) Sappey. *Anat. descriptive* (p. 517, t. IV).

ce mouvement, tiraillés qu'ils sont par le péritoine et aucun soutien ne leur étant plus fourni par les intestins.

Mais le tube digestif n'est pas également fixé des deux côtés. A gauche, il existe une disposition spéciale qui doit rendre plus rare la chute de cette moitié du tube digestif. L'estomac, solidement fixé au niveau du cardia à son passage à travers le diaphragme, est encore maintenu par les feuillets péritonéaux qui l'unissent au foie d'un côté et à la rate de l'autre, ces deux organes étant eux-mêmes suspendus au diaphragme par des ligaments très résistants. Il ne peut donc se déplacer que rarement. Mais il peut subir des dilatations d'origine pathologique et agir directement sur la masse intestinale située au-dessous de lui. Il devrait la repousser également des deux côtés, mais il trouve à gauche une résistance créée par un ligament suspenseur, ligament pleuro-colique, signalé par Cruveilhier et qui unit au diaphragme l'angle qui sépare le côlon transverse du côlon descendant (1). A droite, au contraire, cette action est favorisée par la laxité des replis péritonéaux qui suspendent le côlon ascendant et par l'existence d'un ligament fort résistant, que M. Tuffier a appelé ligament supérieur du cæcum et qui suspend cette partie du tube digestif soit à la paroi lombaire, soit à l'extrémité inférieure du rein droit (2). Il est facile de concevoir combien cette disposition différente à droite et à gauche rend plus fréquente la chute de la moitié droite du tube digestif et conséquemment celle du rein droit.

(1) Cruveilhier. *Anat. descriptive* (t. III, p. 531).
(2) Dr Tuffier. *Etude sur le cæcum et ses hernies* (p. 15).

Nous admettons, d'après ces notions, que le plus souvent l'ectopie rénale est produite par des troubles digestifs qui deviennent presque fatalement la cause de déplacements de l'estomac et de l'intestin, ainsi que l'a fort bien exposé Glénard, de Lyon, dans un mémoire publié en 1885 (1). A cét ordre de causes, il faut ajouter la perte de la résistance des parois abdominales par suite de leur distension pour une cause quelconque.

Or ces conditions nous les trouvons bien souvent réunies chez la femme. Hystérie, hypocondrie, état puerpéral, pression du corset, menstruation agissent sur la digestion et deviennent des causes indirectes du déplacement rénal. La grossesse, l'ascite provoquent la distension des parois abdominales.

Il est toutefois des cas où la mobilisation subite du rein a été constatée à la suite de violences extérieures. Témoin cet officier de cavalerie qui, dans une chute de cheval, retomba sur les pieds et qui vit se produire immédiatement une ectopie rénale double (2).

Nous croyons que ce déplacement traumatique est possible, mais il apparaîtra souvent parce que le terrain était déjà préparé d'avance.

Par ce que nous venons de dire au sujet des moyens de suspension du rein et de sa dépendance des organes voisins, il est aisé de comprendre que pour remédier à ses déplacements il y aura non seulement à lutter contre le poids de cet organe lui-même, mais encore contre

(1) *Application de la méthode naturelle à l'analyse de la dyspepsie nerveuse, détermination d'une espèce; de l'entéroptose.* (GLÉNARD.)

(2) *Dict. encyclopédique*, art. Rein. 1875.

celui de toute la masse intestinale dans les cas où celle-ci est également tombée et prend son point d'appui sur le rein.

Ces notions expliquent : 1° les succès obtenus par l'application d'une ceinture munie d'une pelote spéciale. La ceinture large et soutenant bien l'abdomen, suivant les conseils de Glénard, relève la masse du tube digestif, la pelote agit directement sur le rein ;

2° L'insuccès fourni par la néphrectomie qui ne remédie en rien à l'ectopie intestinale;

3° La nécessité dans la néphrorraphie d'une cicatrice extrêmement résistante.

Traitement palliatif

L'ectopie rénale une fois reconnue, le traitement palliatif, avons-nous dit, devra toujours être essayé. On pourra espérer un amendement notable des douleurs ou même une guérison. Il faudra pour cela que le rein déplacé n'ait pas contracté de nouvelles adhérences qui empêcheraient sa réduction. C'est là une cause d'échec certain. On devra toujours se rendre compte de l'état des intestins. Un signe excellent, signalé par Glénard, est fourni par l'aorte (1). Dans les cas de déplacement de ces organes, la main de l'explorateur arrive directement sur cette artère que l'on sent battre sous les doigts. Nous en avons observé un fort curieux exemple. Chez une femme, à l'Hôtel-Dieu, une tumeur fut trouvée sur le trajet de l'aorte; soumise à de forts battements isochrones aux battements cardiaques, elle soulevait à chaque pulsation le stéthoscope avec une grande force. Aucun souffle ne se faisait entendre. Tout d'un coup, à la suite d'un mouvement de la malade, la tumeur quitta cette situation : c'était un rein mobile avec déplacement coexistant de la masse intestinale.

Dans la première observation de traitement palliatif que nous publions ici et qui nous a été fournie par M. le docteur Marfaut, le bandage employé a répondu à ces

(1) Glénard, *loc. citato*.

BIBLIOTHÈQUE NATIONALE BF INCUNABLES

indications et, comme on le verra, le succès a été aussi complet que possible.

Dans la deuxième, due à l'obligeance de M. Tuffier, l'application d'un bandage analogue a produit les mêmes bons résultats thérapeutiques.

Déplacement du rein gauche chez un homme; troubles digestifs. — Accidents de dépression cérébrale. — Disparition de ces accidents par le port d'un bandage, maintenant le rein immobile. (Dr Marfaut.)

M. X..., âgé de 60 ans, n'accuse par lui-même que fort peu d'antécédents personnels ou héréditaires. Cependant, en l'interrogeant avec soin, on apprend qu'il est de souche névropathique par son père, lequel présenta maintes bizarreries de caractère. Quoique fort intelligent, il a toujours eu une extrême impressionnabilité et chez lui les pleurs sont très faciles. Il est encore certain que M. X... appartient à la famille névropathique par ses collatéraux et ses descendants.

M. X... n'a jamais fait de grande maladie. Il y a une quinzaine d'années, il éprouva pour la première fois les accidents nerveux qui ont été le symptôme dominant de son affection. Il remarqua que le travail intellectuel était moins facile; la mémoire était moins vive; la volonté avait beaucoup perdu de son énergie. En même temps, le sommeil était troublé par de fréquents réveils, des sueurs survenaient au moindre effort physique. Les forces s'affaiblirent. Peu après, les digestions se troublèrent : l'appétit était irrégulier, capricieux; un malaise apparaissait après l'ingestion alimentaire, en même temps qu'une sensation de pesanteur à l'épigastre. La digestion était lente et s'accompagnait de renvois acides. Le malade était très constipé.

Au début, les accidents étaient peu marqués; de plus, ils disparaissaient de temps à autre, en sorte qu'il existait des périodes de calme coupées par des paroxysmes caractérisés par de la dépression cérébrale et des phénomènes dyspeptiques.

Les médecins consultés lui conseillèrent maintes cures hydrothermales : dans une station, un médecin, ayant examiné ses urines, trouva une assez forte proportion d'acide oxalique et diagnostiqua une diathèse oxalique comme origine des troubles que présentait le malade.

Incidemment survint une hydrocèle qui fut opérée par M. le professeur Guyon.

Quoi qu'il en soit, ces troubles fonctionnels allèrent en s'aggravant. L'asthénie cérébrale devint très marquée. Le travail causait des difficultés énormes : le malade n'avait plus la force d'écrire une lettre, la volonté manquait tout à fait d'énergie, la mémoire s'était affaiblie : l'état moral devint déplorable. Un rien amenait des pleurs ou causait une angoisse extrême. Une véritable mélancolie s'établit à ce moment. Le sommeil devint de plus en plus mauvais. Les troubles gastriques que nous avons signalés plus haut, s'aggravèrent aussi. Les digestions devinrent très difficiles, l'appétit diminua encore et le malade maigrit notablement.

En outre, ce qui rendit la situation du malade très pénible, c'est que les périodes d'accalmie s'éloignaient de plus en plus et devenaient plus courtes.

Nous vîmes ce malade en juin 1888, environ quinze ans après le début des accidents. Lorsque nous eûmes connaissance des détails que nous venons de relater, nous procédâmes à l'examen de tous les organes.

M. X... a l'air abattu; sa parole est lente et un peu traînante. La sensibilité est intacte; les organes des sens ne paraissent pas atteints. Il existe une légère déviation de la cloison nasale. Pas d'asymétrie cranio-faciale manifeste. Le réflexe rotulien est un peu affaibli. La pupille est très dilatée.

A l'examen des voies respiratoires et de l'appareil circulatoire, nous ne trouvons rien d'anormal. Les urines ne renferment ni sucre ni albumine.

En pa[illegible] l'abdomen, nous reconnaissons très aisément l'ectopie rénale. Le rein gauche est déplacé. Ce déplacement est considérable. Le rein est au voisinage de l'ombilic et il est assez superficiel pour qu'on puisse le saisir entre les doigts et reconnaître sa forme, sa consistance. Le rein est *mobile*, il se déplace aisément. Mais il est impossible de lui faire gagner la fosse lombaire, ainsi qu'on s'en assure en mettant une main au niveau de cette région que l'on sent parfaitement vide.

La palpation du rein ne cause aucune douleur. Le foie nous a paru normal. L'estomac n'est pas dilaté. Nous n'avons reconnu aucun des signes de l'entéroptose. Le rein droit paraît occuper sa situation normale.

En présence de cet état, il y avait lieu de se demander si les troubles fonctionnels nerveux et digestifs que présentait ce malade étaient en relation avec le déplacement du rein gauche. Pour les troubles digestifs, le problème semblait aisé à résoudre : bien qu'il n'y eût pas de dilatation stomacale, il semblait naturel d'admettre que les tiraillements constants du rein déplacé sur l'estomac et l'intestin fussent une cause de dyspepsie. Pour les troubles nerveux, la chose était plus discutable. Il était absolument évident que M. X... appartenait à la famille névropathique; dans ces conditions, l'état mélancolique dans lequel il se trouvait à ce moment n'avait rien d'extraordinaire, mais on pouvait se demander si le déplacement du rein, si le tiraillement incessant qu'il devait exercer sur le plexus nerveux, n'étaient point la cause qui mettait en jeu la prédisposition névropathique. L'évolution de la maladie montre que cette supposition était exacte.

Une indication capitale existait, celle de maintenir le rein, de s'efforcer de le refouler vers sa loge normale et de l'y immobiliser. Alors se présenta cette question de la ceinture, si difficile et si souvent rendue insoluble par les préjugés et l'ignorance des faiseurs de bandages. Il fut entendu qu'une simple couturière ferait d'abord un bandage provisoire sur mes indications. La première ceinture construite avait, en avant, de vingt-cinq à trente centimètres de hauteur; son bord inférieur passait au niveau du pubis, recouvrant latéralement le grand trochanter; et ses extrémités, croisées en arrière, venaient s'attacher en avant, de façon à ce que le malade pût exercer lui-même la compression nécessaire. Un tampon fait avec de la ouate enchâssée dans un tissu fin, grand comme la main et un peu aplati, fut fixé en regard de la situation habituelle du rein déplacé. Telle qu'elle était, quoique grossièrement faite, cette ceinture soulagea beaucoup le malade, qui déclara quelques jours après « qu'il se sentait renaître ». Muni de ce modèle, il s'adressa à un bandagiste qui lui construisit une ceinture pareille, mais perfectionnée par les baleines qui la maintenaient, la qualité du tissu, la confection du tampon.

Depuis qu'il porte cette ceinture, le malade a vu disparaître tous les troubles nerveux et tous les phénomènes dyspeptiques.

La compression douce, mais constante, exercée par le tampon, eut pour premier effet d'immobiliser le rein; plus tard, elle le déplaça en haut et en arrière, de sorte que le malade changea de lui-même la situation du tampon. Actuellement, au bout de dix mois, le rein paraît avoir contracté des adhérences dans sa nouvelle situation (au voisinage de la grosse tubérosité de l'estomac), car en le palpant il est difficile de le faire mouvoir. Du reste le malade n'a plus éprouvé de troubles nerveux ni de troubles gastriques.

Rein flottant. — Accidents gastriques. — Ceinture à pelote abdominale. — Guérison. (Docteur TUFFIER.)

Mademoiselle B... vint au mois de septembre dernier à ma consultation. C'est une jeune fille de dix-huit ans, grande, mince, mais d'ailleurs assez vigoureuse. Depuis seize mois elle présente des accidents gastralgiques et des douleurs dans la région lombaire, c'est ce dernier symptôme qui a engagé son médecin à demander une consultation.

Vers le mois de décembre 1887, elle ressentit des pesanteurs de ventre et quelques tiraillements dans la région des reins, surtout du côté droit. Ces accidents ne se manifestaient que pendant la station debout et pendant la marche. Ils disparaissaient par le décubitus dorsal, aussi la malade devint de plus en plus paresseuse. Cet état s'accompagnant d'un peu de faiblesse générale et d'anémie, le médecin ordinaire conseilla l'emploi du fer et du quinquina. La médication ne produisit aucun résultat, et comme les douleurs s'accentuaient notablement au moment des règles, en août 1888 on manda en consultation un autre médecin qui examina avec soin la colonne vertébrale, ne trouva aucune déviation et prescrivit des frictions sur la région des reins. Les douleurs n'en persistèrent pas moins avec leurs caractères habituels, il s'y joignit des accidents gastralgiques qui firent croire à une ulcération stomacale. Le régime lacté n'amena aucune amélioration. C'est alors que la malade nous fut adressée.

A ce moment les symptômes fonctionnels sont les suivants. Pesanteur dans la région lombaire. Douleur accentuée par la marche, le mouvement, la trépidation d'une voiture. Cessation des accidents par le décubitus dorsal. Etat général satisfaisant, menstruation normale. Mictions fréquentes pendant les accès douloureux; urines claires, normales dans leurs produits d'excrétion.

La colonne vertébrale est droite, indolente. Le ventre est souple sans aucune déformation. A la palpation, je trouve dans la région lombo-iliaque droite une tumeur arrondie, lisse, du volume du poing, mobile transversalement et verticalement et sonore à la percussion. Cette tumeur ballotte nettement par l'exploration bimanuelle lombo-abdominale. Elle est indolente spontanément et à la palpation. En la comprimant légèrement entre les deux mains, elle fuit subitement et rentre dans la région lombaire. Tant que la malade reste dans le décubitus dorsal, la tumeur disparaît complètement; mais, sous l'influence d'un effort et de la simple station verticale, elle reparaît avec son siège et sa forme habituels.

Je pose le diagnostic de rein flottant et je recherche la cause du déplacement. Il n'est guère possible de relever ici que l'usage abusif du corset, que la malade a abandonné depuis le début de ses douleurs sans obtenir d'ailleurs aucune amélioration.

Je supprime tout traitement médical et je prescris le port d'une ceinture en tissu souple, munie d'une pelote à air qui pénétrera sous les fausses côtes. La malade doit mettre en place sa ceinture pendant qu'elle est encore couchée sur le dos. On l'applique le 5 octobre. Depuis cette époque douleurs et accès gastralgiques ont disparu. Elle peut marcher et se tenir debout toute la journée, comme sa profession de demoiselle de magasin l'exige. Au mois de mars, cette amélioration persiste encore.

Ces observations prouvent que l'intervention chirurgicale est loin d'être la règle dans les cas d'ectopie rénale. Un bandage judicieusement construit et appliqué a eu raison de tous les troubles observés. Ce n'est donc qu'après un échec bien constaté du traitement palliatif, que l'on songera à intervenir plus activement. La *néphrectomie* et la *néphrorraphie* n'ont pas fourni que des succès et elles exposent le patient aux chances diverses des opérations. Pour ces raisons, elles ne devront être pratiquées que lorsque l'action chirurgicale s'impose réellement.

Entre ces deux méthodes rivales, un choix devra être fait. L'étude que nous en ferons nous permettra d'expliquer la préférence que nous accordons à la néphrorraphie. Nous ne considérons la néphrectomie que comme une opération de nécessité. Les inconvénients qu'elle offre sont tels, qu'il semble que l'on ne doive y recourir que lorsque tous les autres moyens ont été épuisés.

Néphrectomie

L'ablation du rein a paru tout d'abord très logique dans les cas d'accidents douloureux provoqués par son déplacement. Cette façon de voir a été justifiée par les résultats thérapeutiques obtenus. Sur trente et un cas de néphrectomies, vingt et une fois les accidents douloureux ont rapidement disparu, une fois seulement les douleurs n'ont été amendées en aucune façon par cette intervention. Restent neuf morts dues aux suites immédiates de l'opération.

Si donc le succès thérapeutique a paru encourageant, on ne peut penser de même au point de vue opératoire. Quelles sont les causes de ces échecs multipliés ?

Elles sont nombreuses. Les unes sont inhérentes à l'opération elle-même, les autres n'agissent que consécutivement à une échéance plus ou moins éloignée, mais leur effet n'en est pas moins assuré.

Des hémorragies se sont produites au moment de la section du pédicule rénal et ont exposé l'opéré à une mort immédiate. Ce n'est qu'avec une extrême difficulté que l'on arrive à poser sur les vaisseaux rénaux, des ligatures solidement fixées.

Trois fois la mort a été due à la péritonite, une fois à une thrombose, deux fois à l'urémie, une fois à la septicémie.

Dans deux autres cas, l'issue fatale a été provoquée par l'absence du rein du côté opposé, et par une dégénérescence kystique.

En effet, l'opérateur qui pratique une néphrectomie, peut s'exposer à de terribles mécomptes. S'il néglige de s'assurer de l'existence du rein du côté opposé, il peut enlever un rein unique et la mort de l'opéré est assurée. C'est ce qui arriva en 1882, à Polk. A l'autopsie, on constata l'absence de l'autre rein.

En admettant que les deux organes existent, peut-on considérer comme une chose sans conséquence d'enlever l'un d'entre eux, laissant ainsi l'opéré à la merci de toute violence, de toute affection venant atteindre le deuxième?

Dans le cas précédent, nous les avons supposés sains, mais il se peut que le rein non ectopié soit précisément le siège de lésions que rien ne vient dénoncer à l'extérieur, et que le rein déplacé seul soit intact, suffisant à l'excrétion urinaire. Les expériences de M. Tuffier ont en effet démontré que dans ces cas une compensation est vite établie par suite de l'hypertrophie du rein sain (1).

Or, il est bien difficile, dans une foule de cas, de s'assurer de l'état des reins. Peut-être le pourrait-on chez la femme en appliquant un procédé préconisé par Arthur Lewers. Il consiste, après avoir dilaté l'urètre, à aller recueillir à l'orifice même des uretères, l'urine fournie par chaque rein, à l'aide d'un tube ou

(1) *Etudes expérimentales sur la chirurgie du rein* (p. 25). Dr Tuffier.

d'une valve du spéculum rectal de Bryant. Les altérations de ce liquide trahiraient les troubles du rein du même côté.

Mais chez l'homme, on se trouve absolument dépourvu de tout renseignement si au palper on n'a rien trouvé de suspect. L'analyse des urines ne donnerait aucun résultat, le rein sain pouvant fournir les matières extractives en quantité normale.

L'ablation de celui-ci produirait exactement dans ces circonstances les mêmes résultats funestes que s'il était unique.

Les deux reins peuvent être partiellement altérés, et suffire malgré cela à l'excrétion urinaire normale. Mais que cet équilibre vienne à être rompu pour une cause quelconque, et l'on voit survenir une mort rapide et quelquefois même subite, ainsi que M. Brouardel en a signalé des cas en médecine légale. La néphrectomie détruira précisément cet équilibre et la mort en sera la suite.

Enfin les deux reins peuvent être ectopiés, on ne saurait dans ce cas se hasarder à pratiquer la néphrectomie d'un côté dans l'espoir d'amender les accidents.

Si, donc, nous résumons les avantages et les inconvénients de cette opération, nous trouverons en sa faveur : le résultat thérapeutique presque assuré, mais ce résultat est acheté au prix de dangers de mort survenant, soit immédiatement, soit à une époque plus ou moins éloignée; nous serons donc bien excusable d'en faire une intervention de nécessité.

Les indications existent dans les cas où de trop fortes

adhérences retiennent l'organe déplacé. On ne saurait en effet espérer obtenir de bons résultats du traitement palliatif et de la néphrorraphie.

Elle sera encore applicable lorsque ces deux modes de traitement seront restés infructeux.

Enfin elle sera de prime abord jugée nécessaire quand le rein mobile est le siège d'affections ou de tumeurs qui, par leur malignité ou la compression qu'elles exercent sur les organes voisins, deviennent pour le malade un danger permanent.

PARTIE CLINIQUE

Néphrorraphie

La chute du rein étant considérée comme la cause des accidents, on a essayé de le ramener à sa situation normale et de l'y fixer de nouveau, comptant que l'on supprimerait ainsi du même coup la cause et le mal. Ce que nous avons dit à propos de la pathogénie explique les échecs thérapeutiques que l'on a observés.

Considérée en général, nous l'avons vu, la néphrorraphie ne peut obvier à tous les cas, et, malgré une fixation absolue de l'organe, les troubles fonctionnels et douloureux ont persisté dans quelques circonstances.

Les résultats thérapeutiques sont moins favorables que ceux de la néphrectomie. Toutefois ils ont été améliorés d'une façon notable par l'application de nouveaux procédés de fixation.

Les résultats opératoires, par contre, ont été plus brillants. Sur vingt-deux néphrorraphies, vingt et une fois la guérison opératoire a été obtenue. Le cas de mort est dû à une pleurésie située du même côté que le rein mobile et peut-être liée au traumatisme opératoire(1).

(1) CUCHERELLIE, 1884.

On peut donc la regarder comme une opération peu dangereuse, et si les bons résultats thérapeutiques ne répondent pas toujours à l'attente du chirurgien, ils sont assez souvent obtenus pour que l'on soit autorisé à l'employer de préférence à la néphrectomie, dont nous avons exposé tous les dangers.

En 1881, Hahn, de Berlin, pratiqua pour la première fois la néphrorraphie. Il avait reconnu la présence d'une ectopie rénale double chez une jeune fille de vingt-huit ans. Il ne pouvait songer à une néphrectomie. Le dix avril, après avoir pratiqué une incision verticale à la région lombaire, de la dernière fausse côte à la crête iliaque, en dehors du muscle sacro-lombaire, il pénétra jusqu'à la capsule cellulo-adipeuse du rein. A l'aide de quelques fils de catgut il fixa ce tissu à la plaie lombaire qu'il sutura ensuite.

Quelques mois plus tard, les douleurs existaient toujours et le rein avait recouvré sa mobilité (1).

Le quatorze avril, il répéta la même opération chez une femme âgée de trente-huit ans, chez laquelle le rein droit était devenu mobile à la suite d'un effort fait pour soulever un fardeau trop lourd.

Dans ce cas, comme dans le premier, le déplacement se reproduisit au bout de quelque temps (2).

Ce procédé a été appliqué sans plus de succès, par R. Weir, Turgard, de Lille, et Hayes-Agnew, de Philadelphie.

Cette méthode n'a donc fourni que des résultats tran-

(1) *Centralblatt für chirurgie*, 1881, n° 29.
(2) *Id.*

sitoires. La raison en est simple. La cicatrice obtenue, quelle que soit sa résistance, devient inutile pour la contention du rein. Isolé par sa capsule propre, celui-ci ne contracte aucune adhérence, il agit donc de tout son poids sur la loge cellulo-graisseuse qui le contient et ce tissu cédera de nouveau peu à peu.

Un deuxième procédé a produit de meilleurs résultats. M. Duret, de Lille, croyant que la cause des échecs subis par Hahn était l'absence de soutien fourni à la cicatrice pendant sa formation, songea à lui procurer cet appui en plaçant des fils suspenseurs qui, traversant le rein, venaient se fixer à la dernière fausse côte et à la paroi.

D'après lui, « la fixation par la capsule cellulo-adipeuse « permettra seule la formation d'un ligament cicatriciel, « mais la fixation de la capsule propre sert comme « moyen d'attente : elle soutient mieux le rein, elle em- « pêche les fils de déchirer la capsule cellulo-adi- « peuse (1). »

Pour lui donc, la capsule cellulo-adipeuse devait fournir la cicatrice destinée à maintenir le rein, et les fils passés dans cet organe jouent le rôle de suspension provisoire permettant d'attendre que la cicatrice fût assez résistante.

Le premier mars 1887, M. Duret eut recours à ce procédé chez une femme de trente-trois ans atteinte d'ectopie rénale droite.

Les suites opératoires furent presque nulles. Le

(1) *Du traitement des reins mobiles*, 1888. Dr Duret.

trente mars, la malade sortait de l'hôpital, complètement guérie. Les accidents avaient disparu totalement (1).

Le quatorze juin, il pratiqua la même opération, mais avec moins de succès. Le rein fut bien fixé, mais cette immobilisation ne produisit qu'un amendement dans l'état de la malade.

Cette méthode avait déjà été employée en 1884, par Ceccherelli, sans que l'on pût en retirer un enseignement, l'opérée ayant succombé au bout de quarante-huit heures à une pleurésie (2). Bossini, Gardner, Newman, de Paoli (3), et tout récemment Terrillon, ont imité ce procédé avec des résultats thérapeutiques variés, mais toujours la fixation du rein a été obtenue.

Peut-on admettre, avec M. Duret, que ce succès soit dû à la protection que les fils suspenseurs accordent à la cicatrice de la capsule cellulo-adipeuse en formation? Ce que nous avons dit du procédé de Hahn nous dispense de revenir là-dessus.

La raison de ce succès réside, à notre avis, dans le nouvel élément qu'il a introduit dans cette opération. M. Vanneufville (4), répétant ce procédé sur des chiens, avait fort bien remarqué que chaque fil suspenseur était l'origine d'un pilier cicatriciel qui, partant du point d'émergence du fil à la surface du rein, allait se fixer à la paroi lombaire. Les fils résorbables disparaissaient au milieu de ce pilier cicatriciel, les fils non résorbables

(1) *Du traitement des reins mobiles.* Dr Duret, 1888.

(2) *Rivista clinica*, 1884, de Bologne.

(3) *De la néphrorraphie*, thèse de Paris. Dr Vanneufville, p. 63.

(4) *Id.*, p. 109.

s'y enkystaient. Telle est, suivant nous, la véritable cause de la fixation obtenue par ce procédé. Nous avons constaté dans toutes nos expériences la production de ces piliers. On peut faire abstraction de la faible résistance offerte par la capsule cellulo-graisseuse, quel que soit son degré de fixation à la paroi.

La justesse de cette manière de voir a été démontrée par M. le professeur Guyon. Il s'est en effet contenté de suspendre le rein à la paroi par de nombreux fils, négligeant la suture de la capsule cellulo-graisseuse. La fixation a été obtenue comme dans les cas précédents.

Nous ne pouvons mieux faire que de reproduire les deux observations qu'il a communiquées à l'Académie de médecine dans la séance du 19 février.

Première malade, opérée le 25 avril 1888, à Necker, revue le 7 février 1889.

Femme de 54 ans, sans antécédents héréditaires ou personnels dignes d'être notés. A 27 et à 29 ans, elle a eu deux grossesses normales. Accouchements faciles. Elle a atteint la ménopause depuis quatre ans.

Cuisinière et bonne à tout faire, elle se tenait debout sur l'appui d'une croisée, renversée en arrière pour en nettoyer les vitres, lorsqu'elle ressentit une douleur médiocre au côté droit. Depuis trois ans ces douleurs ont continué en s'aggravant : le plus souvent elles sont paroxystiques. Elles s'irradient de la région lombaire à la fosse iliaque droite, à la partie externe de la cuisse, au périnée et au rectum, d'autres fois au rachis. De plus, il existe des douleurs fixes, sourdes, comparables à un sentiment de pesanteur, intolérables surtout à l'anus et au périnée. Il n'existe aucun point spécial douloureux à la pression. Le décubitus ne produit qu'un amendement de ces douleurs, qui aboutissent à un énervement, à un agacement qui force la malade à se lever. La marche détermine une augmentation des douleurs, qui deviennent paroxystiques. Toutes les nuits, elle se tient debout dans la salle ou au jardin pour fuir ces douleurs énervantes, auxquelles elle préfère les douleurs aiguës. Tout travail est impossible. Pas d'appétit, pas de sommeil ; grande pâleur de la face ; toutefois, l'embonpoint est assez prononcé. Les urines sont normales en quantité et en fréquence. Rien ne l'ayant soulagée, elle vient pour se faire opérer.

Le diagnostic a été fait par la malade elle-même, il y a trois ans. Il s'impose. Dès qu'elle cherche à se coucher sur le côté gauche, le rein apparaît. Il se place d'emblée à droite de l'ombilic où il affecte une situation transversale. Sa forme donne exactement l'idée d'un rein d'assez forte taille. Sa consistance est souple. La pression et les mouvements transversaux ne provoquent pas de douleurs. Si on l'attire en bas, la malade se plaint de souffrir à la région lombaire. Ainsi, le rein jouit d'une mobilité transversale très accusée qui permet de l'amener jusqu'à l'ombilic, mais il n'y a pas de mobilité verticale. Si on le ramène vers le flanc droit, il s'échappe et rentre brusquement dans l'hypocondre droit où il se cache. Il est facile à réduire. Le décubitus dorsal suffit à produire cette réduction. La station debout ne détermine pas toujours le déplacement.

La néphrorraphie fut pratiquée le 25 août 1888. Une incision est faite sur le bord externe du muscle sacro-lombaire, couche par couche, empiétant sur la dernière côte et la crête iliaque. La capsule celluloadipeuse, déchirée, laisse visible le bord convexe du rein.

Pour passer les fils on se sert de l'aiguille coudée de Collin, système Reverdin. On les passe en plein parenchyme, à un bon centimètre du bord postérieur. On charge l'aiguille avec du catgut n° 3, assez long pour former anse double. Commençant par la partie inférieure du rein, on place ainsi quatre fils à environ un centimètre de distance. Le premier est alors conduit par un de ses chefs au-dessous de la douzième côte, autour de laquelle il est noué. Le rein étant ainsi solidement fixé, la suture est poursuivie avec toute la précision et le soin nécessaires. C'est à peine si cette franche transfixion du rein donne un peu de sang. Une légère compression est exercée avec une éponge, afin d'éviter tout suintement. Les anses sont sectionnées par leur milieu. La moitié interne est passée par un point d'aiguille à travers la lèvre interne, à la partie la plus profonde, comprenant une certaine épaisseur de fibres musculaires, l'aponévrose du transverse et la capsule cellulo-graisseuse. Le fil est alors noué, en prenant la précaution de peu serrer pour ne pas couper le tissu rénal.

La moitié externe, après avoir été croisée avec l'interne, est passée dans les mêmes conditions dans les tissus qui bordent la plaie dans sa profondeur. Le rein est alors fixé au fond de la plaie. Un deuxième plan de sutures, adossé au premier, fut placé dans la profondeur et fait au catgut. Un autre superficiel, au crin de Florence, réunit la partie extérieure des lèvres de la plaie.

Comme suite opératoire, il n'y eut à noter qu'une abondante suppuration. Le 20 juin, cette femme quitta l'hôpital. La cicatrisation était parfaite et l'immobilisation de l'organe était constatée.

Le 7 février, M. le professeur Guyon a pu revoir son opérée. Elle ne ressentait plus aucune douleur. La cicatrice était très résistante et les efforts faits pour provoquer un déplacement quelconque du rein restèrent sans résultats.

La disparition complète des douleurs ne datait que de deux mois, bien que la fixation du rein eût été nettement constatée après l'opération. Il faudra donc attendre avec patience, comme le dit M. Guyon, et ne pas croire à un échec si les résultats immédiats ne sont pas aussi bons qu'on l'espérait.

La deuxième observation a trait à une jeune fille de vingt ans.

Née de parents bien portants et sans antécédents pathologiques, cette malade s'était parfaitement portée jusqu'à l'âge de quinze ans. Elle s'aperçut tout à coup à cette époque, et sans aucune autre cause appréciable, de la présence d'une tumeur abdominale située dans le flanc droit. Cette tuméfaction était apparue subitement quelques heures après le repas. Aucun effort, aucun mouvement brusque et, bien entendu, aucune constriction particulière de la taille, n'en avait provoqué l'apparition. Elle présentait le volume du poing, elle était mobile sous la main de la malade, devenait après quelques instants le siège de douleurs assez vives qui s'exagéraient par la pression. La malade s'inclina sur le côté droit, se plia en deux et, après quelques minutes, elle la vit tout à coup disparaître sous les côtés, les douleurs cessèrent de suite et il ne fut plus question de la tumeur.

Deux jours après, nouvelle apparition de la tumeur au même point et avec les mêmes douleurs suivies de vomissements. Nouvel essai de réduction, mais cette fois ce ne fut qu'après plusieurs minutes de compression manuelle qu'elle se réduisit. La disparition de la tumeur s'accompagna de la sédation immédiate de la douleur. Un troisième accès eut lieu quelques jours après. Mêmes accidents qui cédaient à une compression longtemps maintenue. Le médecin de la localité, alors appelé, caractérisa la maladie par le terme expressif de « hernie du rein ».

Une période de calme absolu de six semaines suivit cette première période d'accès. Puis, de nouveaux accidents reparurent, en tous points semblables aux précédents, se manifestant tous les mois, six semaines, deux mois au maximum. Aucune relation avec les règles, qui sont à peu près régulières. La marche, les mouvements, l'équitation n'avaient aucun rapport avec les accidents.

Le seul fait que la malade ait remarqué, c'est la coïncidence de sa « hernie du rein » avec des émotions morales vives et surtout des digestions lentes et pénibles.

Mêmes symptômes à chaque crise, mais deux phénomènes s'accentuent. La tumeur, dès qu'elle apparaît, augmente graduellement de volume, devient de plus en plus difficile à réduire. Pour y arriver, la malade prend les positions les plus bizarres : accroupissement, flexion et torsion du tronc, pression avec les mains, sur l'angle d'une table. La réduction ne se fait qu'au bout de deux à trois heures et même de douze à vingt-quatre heures. On est obligé de recourir au médecin, qui ne l'obtient que par un taxis prolongé et douloureux.

La durée des crises augmente, il y a de l'angoisse, des nausées, des vomissements, les urines diminuent. Après la réduction, ce liquide, clair et transparent, est expulsé abondamment.

L'état général est bon entre les crises; la nutrition s'alanguit, les digestions sont lentes et pénibles. L'accentuation de ces troubles, dit la malade, précède l'apparition des accidents.

Tous les moyens de contention furent inutilement essayés.

M. le professeur Guyon, appelé près de la malade, l'examina dans une période d'accalmie; il ne sentit même pas le rein qui, à l'opération, fut pourtant trouvé descendu sous les fausses côtes.

Appelé de nouveau, le 11 juin, il la trouva étendue, les jambes fléchies, en proie à des douleurs vives. Dans le flanc droit, au-dessous des fausses côtes, se dessine sous la peau une saillie très visible. Cette tuméfaction facile à délimiter par la palpation, du volume de deux poings, arrondie, rappelle la forme d'un gros rein dont le hile serait en haut. Mobile de la fosse iliaque au rebord des fausses côtes, de la colonne vertébrale jusqu'au flanc, elle est dure, résistante, un peu sensible à la pression. La réduction est impossible. M. Guyon fit accroupir la malade, les jambes fléchies, les reins soutenus, courbés en avant et à gauche. Le rein, son extrémité la plus amincie en haut, fut conduit sous le foie; tout à coup, il s'échappa et se réduisit.

Le 14, nouveaux accidents. Réduction spontanée, après avoir fait prendre à la patiente une position inclinée, la tête en bas et le bassin fortement relevé.

Le 17 et le 22, cette position, prise par la malade elle-même, provoque la réduction.

M. le professeur Guyon se décida à pratiquer l'opération de la néphrorraphie, suivant le procédé décrit précédemment. Le nombre des fils de catgut fut porté à six, à cause du volume du rein.

Celui-ci donnait la sensation d'une poche vide, à parois épaisses. L'uretère fut trouvé coudé et fut redressé par suite de la fixation de l'organe dans sa situation normale. Ces deux symptômes expliquent, dit M. Guyon, la tuméfaction de l'organe observée à chaque crise et due à une hydronéphrose intermittente.

Les suites de l'opération furent très simples. Il n'y eut aucune suppuration. Le septième jour, les fils furent enlevés, et le quinzième jour tout était terminé. Par prudence, on ne permit à l'opérée de se lever qu'au bout d'un mois.

Depuis, aucun accident ne s'est reproduit; il y a donc lieu d'admettre que la fixation a été obtenue.

La fixation du rein seul, par des fils de soutien, suffit donc à produire une immobilisation solide de cet organe. Le temps écoulé depuis l'opération donne des garanties pour la stabilité des résultats obtenus. Qu'il nous soit permis, toutefois, d'exprimer quelques craintes qui nous ont été suggérées par ce que nous avons observé dans nos expériences.

Le rein ne contracte pas, dans ce procédé, d'adhérences à la paroi, la capsule propre s'y oppose. Il n'est donc soutenu dans sa nouvelle situation que par les piliers cicatriciels fournis par les fils et dont nous avons déjà parlé. Or, dans les autopsies que nous avons pratiquées, nous avons observé que si l'on tire sur le rein ainsi fixé, de façon à faire entrer en action pour la résistance tous ces tractus cicatriciels, ceux-ci ne cèdent que très difficilement. Mais, pour peu que la traction devienne oblique, on les voit se rompre un à un et l'on sépare facilement l'organe de la paroi.

Ne peut-on croire qu'un jour ou l'autre il puisse se trouver exposé à subir cette influence de forces obliquement appliquées et que ces faibles moyens d'adhérences ne viennent à manquer un à un ?

Un autre inconvénient qui nous a frappé, nous a semblé non moins sérieux. Le passage des fils dans la glande rénale, si bénin au point de vue opératoire, ne semble pas devoir être considéré comme d'une parfaite innocuité. Son trajet est marqué, à l'autopsie, par la présence d'un cordonnet fibreux qui s'étend d'une face à l'autre de l'organe. Autour de ce tractus cicatriciel, qui a environ un demi-millimètre de diamètre, nous avons constaté l'existence d'une induration du tissu rénal, induration s'étendant à trois et quatre millimètres. Enfin, nous avons trouvé qu'au bout de deux mois une rétraction cicatricielle s'était opérée, agissant sur les deux faces du rein et produisant, aux deux points d'émergence du fil, une dépression cupuliforme très manifeste.

On ne saurait donc, croyons-nous, multiplier le passage des fils sans danger pour le bon fonctionnement de la glande et, comme le fait judicieusement remarquer M. Tuffier, il serait inutile de faire une opération qui en voulant éviter les inconvénients de la néphrectomie, en produirait tous les effets.

Le procédé préconisé par M. Tuffier échappe à tous les reproches que nous avons formulés contre les méthodes précédentes. L'immobilisation est assurée par une cicatrice à toute épreuve; l'étendue de celle-ci dépend uniquement de la volonté de l'opérateur. Les fils suspenseurs, jouant réellement le rôle de moyens d'attente, peuvent être réduits à deux et ne sauraient par conséquent, comme dans le procédé dont nous venons de parler, produire une sclérose cicatricielle assez étendue pour gêner le bon fonctionnement du rein.

Nous empruntons à M. Tuffier la description du manuel opératoire qu'il a appliqué à deux femmes, après de nombreuses expériences exécutées au laboratoire de la Faculté des sciences.

« J'incise la paroi postérieure de l'abdomen sur le
« bord externe de la masse sacro-lombaire de la onzième
« côte, à un travers de doigt au-dessous de la crête

« iliaque; cette longue incision est indispensable pour « bien voir ce qui se passe au fond de la plaie.

« Cela fait, je tombe sur la face postérieure du rein « souvent difficile à trouver quand il est très mobile; un « aide le maintient et le repousse avec le poing enfoncé « derrière les fausses côtes sur la paroi postérieure de « l'abdomen. Aussitôt le rein reconnu et décortiqué de « sa capsule celluleuse, ce qui est loin d'être facile, on « traverse sa partie inférieure avec une aiguille et un « gros fil de catgut qui permet de le maintenir et de le « manier. Puis un autre fil est passé de même à son « extrémité supérieure, si elle est accessible, ce qui n'a « lieu que dans les cas où le rein flottant est déplacé, « n'est pas réductible. On fait alors une boutonnière à « la capsule propre, au niveau du bord convexe du rein « et on décortique la face postérieure de l'organe dans « toute sa hauteur, dans la largeur de deux centimètres; « on résèque la capsule décollée. Cette décortication « faite avec un instrument mousse, ne provoque pas « d'hémorragie notable; en tout cas, elle s'arrêterait « facilement par une simple compression.

« On fixe les bords de la capsule aux lèvres de la « plaie par deux ou trois points de suture de chaque « côté, de façon à bien affronter les surfaces cruentées, « puis on lie au milieu de la plaie lombaire et sans le « serrer, le gros catgut qui traverse le rein en bas. « Quand l'extrémité supérieure de la glande est accessible, le fil supérieur est passé, non pas autour de la « douzième côte, mais à la face externe de cette côte,

« dans le périoste et les parties fibreuses. On est certain « ainsi de ne pas blesser la plèvre (1). »

Observation. — *Rein gauche mobile douloureux. Néphrorraphie.* (Hôpital Cochin.)

Cette observation devant être publiée ailleurs avec tous les développements qu'elle comporte, nous nous contenterons d'en faire un résumé.

Femme de 38 ans. Quatre grossesses, dont deux gémellaires. Elle avait ressenti des troubles gastriques très marqués avant la production de l'ectopie rénale. Celle-ci se produisit en 1882 à la suite d'une chute. Le déplacement de l'organe fut constaté par la malade elle-même. Les douleurs, assez légères au début, furent en s'accentuant. Il en fut de même des troubles digestifs. Rétention d'urine nécessitant des sondages fréquents.

Le 4 décembre 1888, la néphrorraphie fut pratiquée par M. Tuffier. A la suite d'accidents septicémiques, on dut relâcher les points de suture. La plaie se referma sans autres accidents. Les douleurs existaient toujours.

Vers la fin du mois de février 1889, un mouvement fébrile apparut qui fut en s'accentuant. En même temps, on constatait au-dessus du pubis la présence d'une tumeur très mobile, un peu fluctuante.

Le 4 mars, M. Tuffier intervint de nouveau. Cette tumeur, facilement ramenée dans le flanc gauche, fut, après incision, attirée à l'extérieur, et l'ablation en fut immédiatement faite. On reconnut alors que c'était un kyste dermoïde de l'ovaire gauche.

Dans le cours de l'opération, M. Tuffier avait pu constater que le rein avait été solidement fixé par la première opération, malgré les accidents survenus.

Les douleurs, que l'immobilisation du rein n'avaient pas amendées, disparurent à la suite de l'ablation du kyste.

La malade, revue le 18 mars, a repris de l'embonpoint et n'accuse plus d'autres troubles qu'une incontinence d'urine qui a remplacé la rétention signalée au début.

(1) *Etudes expérimentales sur la chirurgie du rein*, p. 61. Dr Tuffier.

Partie expérimentale

Dans les quatre néphrorraphies que nous avons nous-même pratiquées sur des chiens au Laboratoire de la faculté des sciences, nous avons toujours obtenu une fixation absolue de l'organe. Ces résultats ne font donc que corroborer ceux obtenus antérieurement par M. Tuffier.

Dans la première expérience, nous avons exactement suivi ses indications, mais dans les trois autres, nous avons supprimé un temps qui nous avait paru assez ennuyeux, la suture des bords de la capsule propre à la plaie lombaire. Cette suppression n'a en rien modifié les résultats, elle simplifie donc ce procédé dont l'exécution était déjà assez facile pour que nous ayons eu un succès dès notre premier essai.

Première expérience. — Chien pesant 10 kil. Le 12 décembre 1888, après incision verticale, de la dernière côte à la crête iliaque, en dehors du sacro-lombaire, nous nous frayons, couche par couche, un accès jusqu'au rein. Nous déchirons avec les doigts l'atmosphère cellulo-graisseuse qui l'entoure, puis nous attirons avec quelque difficulté l'organe dans la plaie. Deux gros fils de catgut, passés immédiatement à travers les extrémités supérieure et inférieure de la glande, nous servent à la maintenir. Sur son bord externe, nous pratiquons une dénudation d'environ quatre centimètres carrés. Le rein est alors fixé par les deux fils de soutien à la plaie lombaire, de façon à ce que la surface cruentée soit au fond de cette plaie. Trois points de suture sont posés à ce moment, reliant les bords de la capsule propre aux deux lèvres de cette même plaie, dont nous faisons ensuite l'occlusion par cinq points de crin de Florence. Pansement iodoformé.

Les jours suivants, le chien mange et boit bien. Le septième jour, nous nous apercevons qu'il a tiré sur tous ses points de suture, qui ont coupé les tissus. La plaie est profondément béante. Après avivement, nous pratiquons une nouvelle réunion.

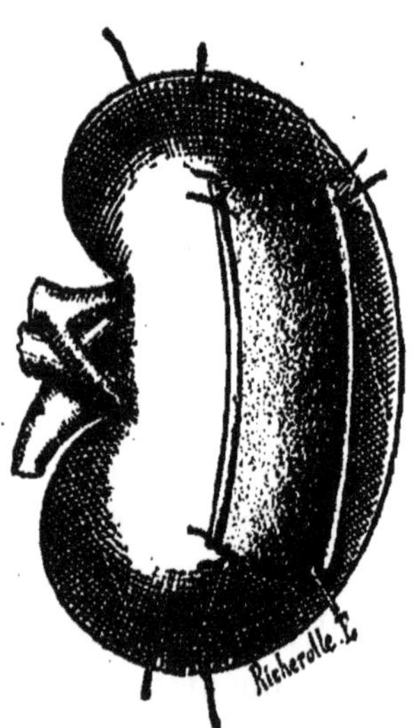

FIGURE 1. — Décortication de la face postérieure du rein. Deux catguts traversent l'organe en haut et en bas.

Le neuvième jour, pendant un pansement, le chien succomba sous le chloroforme, accident fréquent.

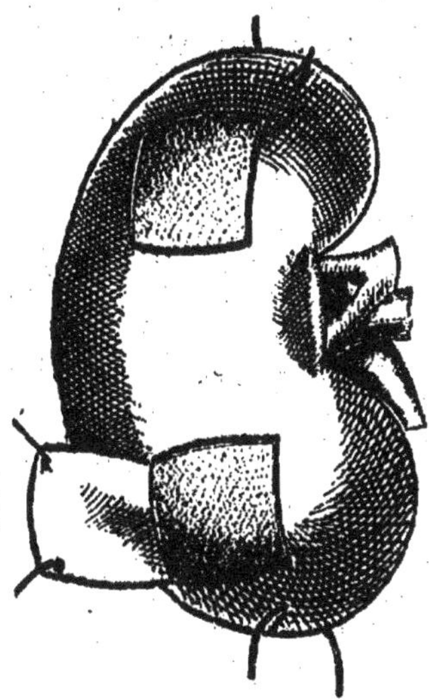

FIGURE 2. — Deux décortications de la capsule.

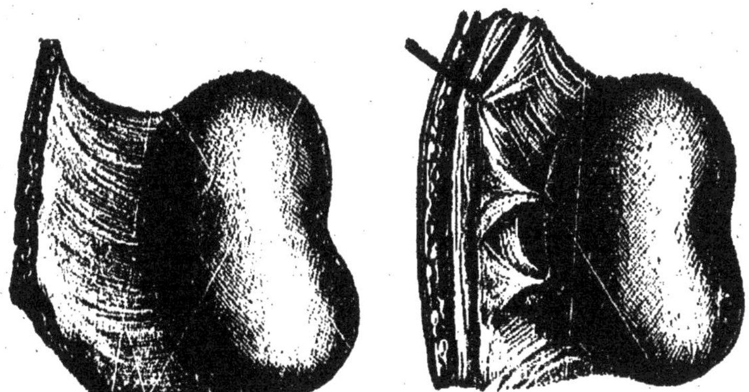

FIGURE 3. — Résultats obtenus : Fig. 3, ligament postérieur. — Fig. 4, 2 cordons fibreux unissant le rein à la cicatrice lombaire.

A l'autopsie, malgré le court laps de temps écoulé depuis la néphrorraphie, nous trouvâmes le rein fixé d'une façon remarquable à la paroi lombaire par une masse cicatricielle exactement limitée à la surface rénale dénudée. En outre, les deux fils de soutien avaient donné lieu à la formation des piliers cicatriciels dont nous avons déjà parlé.

Deuxième expérience. — Le 17 décembre, nous pratiquons la néphrorraphie sur un chien de 8 kil., omettant, ainsi que nous l'avons dit, dans cette deuxième épreuve, la suture de la capsule propre.

Les mêmes accidents se reproduisirent du côté des sutures, que l'animal tirailla encore. Malgré l'application de nouveaux pansements antiseptiques, une péritonite se déclara et le dixième jour il succomba. Comme dans le cas précédent, l'immobilisation était déjà assurée par une forte cicatrice et les tractions exécutées sur le rein ne purent le détacher de la paroi.

L'absence des points de suture de la capsule propre n'avait donc en rien nui aux bons résultats de l'opération.

Troisième expérience. — Chien de 10 kil., 15 janvier. Dans cette néphrorraphie, nous avons réuni la plaie lombaire par deux plans de sutures : l'un profond et l'autre superficiel, pour éviter les accidents précédemment observés. Les fils superficiels furent encore arrachés, mais les fils profonds, n'étant pas accessibles, tinrent bon.

Il s'est produit dans les deux jours suivants un fait que

nous n'avions pas rencontré dans les deux autres expériences. Aucun trouble de la sécrétion urinaire ne s'était manifesté. Ici, nous avons eu une anurie complète. Le troisième jour les urines apparurent et leur quantité, qui était de 350 gr. par vingt-quatre heures avant l'opération, monta jusqu'au sixième jour, où elle fut de 790 gr. La quantité d'urée, au contraire, avait diminué. Le dixième jour, tout était rentré dans l'ordre, la plaie était cicatrisée.

A l'autopsie, pratiquée le 21 février, on trouve le rein solidement fixé à la paroi. Nous rappelant les craintes exprimées par M. Tuffier au sujet du passage du fil dans le rein, nous avons étudié sur ce chien les effets produits et dont nous avons parlé plus haut.

Quatrième expérience. — 24 janvier. Chien de 6 kil. Aucun accident à noter. Réunion de la plaie par première intention.

Autopsie le 21 février. Nous trouvons le rein aussi solidement fixé que dans les trois cas précédents.

Les piliers fournis par les fils de soutien sont nettement séparés de la cicatrice principale.

Ici nous constatons encore les effets de la rétraction cicatricielle produite par les tractus qui traversent l'organe.

CONCLUSIONS

Toutes les observations de reins flottants douloureux prouvant que le traitement purement médical a toujours échoué invariablement, il sera inutile de s'y attarder.

Les remarquables succès obtenus dans les deux cas que nous avons publiés, font un devoir au médecin d'essayer tout d'abord le traitement palliatif.

Une large ceinture, comprenant toute la hauteur de l'abdomen, de façon à ce qu'elle ne puisse se déplacer facilement et qu'elle exerce une pression égale sur toute cette région, semble nécessaire. Une pelote y sera adaptée pour le maintien du rein dans sa situation normale quand on aura pu l'y ramener. Cette pelote, d'une largeur de dix à douze centimètres, sera aplatie du côté qui correspond à la ceinture et un peu convexe de l'autre côté. Elle sera faite d'un tissu très mou pour qu'elle puisse être facilement supportée. Le coussin à air en caoutchouc que M. Tuffier a employé, remplit très bien cette indication.

Il faudra de temps en temps se rendre compte de la situation occupée par le rein, car souvent, sous la pression prolongée du bandage, cet organe se réduit peu à peu, se rapprochant de sa loge normale et il sera nécessaire de déplacer la pelote.

Quand le traitement palliatif a échoué, on se décidera à pratiquer la néphrorraphie, si l'on n'a constaté aucune des indications de la néphrectomie. On aura le choix à faire entre plusieurs procédés qui ont fourni de bons résultats au point de vue de la fixation de l'organe. Nous avons exposé les raisons de nos préférences pour la méthode de M. Tuffier.

Enfin, en dehors des indications formelles de la néphrectomie dont nous avons parlé, cette dernière opération sera pratiquée lorsque les deux premiers modes de traitement auront été vainement appliqués.

INDEX BIBLIOGRAPHIQUE

Sappey. — *Anatomie descriptive.*

Cruveilhier. — *Anatomie descriptive.*

Trousseau. — *Cliniques de l'Hôtel-Dieu.*

Rayer. — *Traité des maladies des reins*, 1841.

Fritz. — *Archives générales de médecine*, 1859, p. 158.

Duret. — *Du traitement des reins mobiles par la néphrorraphie.* Mémoire présenté à l'Académie royale de médecine de Belgique, 1888.

Lancereaux. — Art. Reins du *Dictionnaire encyclopédique*, 1875.

F. Guyon. — *Bulletin de l'Académie de médecine*, 26 février 1889.

Tuffier. — *Etude sur le cæcum et ses hernies*, 1887.

Tuffier. — *Etudes expérimentales sur la chirurgie du rein*, 1889. (Steinheil.)

Vanneufville. — *Etude sur la néphrorraphie.* (Thèse de Paris, juillet 1888.)

Glénard. — *Application de la méthode naturelle à l'analyse de la dyspepsie nerveuse; détermination d'une espèce : de l'entéroptose*, 1885.

RF

TABLE DES MATIÈRES

Pages.

BIBLIOTHÈQUE NATIONALE R.F. IMPRIMÉS

LE MANS. — TYPOGRAPHIE EDMOND MONNOYER.

A LA MÊME LIBRAIRIE :

ALBARRAN, interne, médaille d'or 1888. **Étude sur le rein des urinaires,** avec planches... 8 fr. »

BARETTE, chef de clinique chirurgicale à la Faculté de Paris. — **Des Néphrites infectieuses au point de vue chirurgical...** 6 fr. »

BEAUDONNET. — **De la Spermatogénèse dans l'oblitération de la vaginale**... 1 fr. 50

BOURSIER, ancien interne des hôpitaux. — **De la Tuberculose de la vessie**... 4 fr. »

Carnet clinique des voies urinaires. (*Schéma de l'interrogatoire.*) Établi d'après les instructions du professeur GUYON et du Dr CLADO, ancien interne des hôpitaux. — Prix : 0 fr. 20. — La douzaine... 4 fr. 80

CLADO, ancien interne des hôpitaux. — **Étude sur une bactérie septique de la vessie.** Avec 7 figures... 3 fr. 50

CRIVELLI, ancien interne des hôpitaux. — **Nature et traitement de la Blennorrhagie**... 4 fr. »

ENGELBACH, ancien interne des hôpitaux. — **Les Tumeurs malignes de la prostate**... 4 fr. »

GUILLET, ancien interne des hôpitaux. — **Des Tumeurs malignes du rein,** avec de nombreuses figures... 6 fr. »

HALLÉ (N.), ancien interne des hôpitaux (Médaille d'or 1886). — **Urétérites et Pyélites.** 1 vol. in-8, avec 8 pl. dessinées par l'auteur. 8 fr. »

HARTMANN, ancien interne des hôpitaux, prosecteur à la Faculté. — **Des Cystites douloureuses et de leur traitement**... 6 fr. »

HARTMANN. — **Des névralgies vésicales**... 4 fr. »

LAUNOIS, ancien interne des hôpitaux (Prix Civiale). — **De l'Appareil urinaire des vieillards,** 1 vol. in-8, avec 4 pl. en lithographie. 6 fr. »

LEJARS, ancien interne des hôpitaux, professeur à la Faculté. — **Du gros rein polykystique**... 4 fr. »

NICOLAS. — **Anatomie des organes génito-urinaires.** Conférences faites à la Faculté de médecine de Nancy. Premier fascicule, avec 108 figures lithographiées dans le texte... 3 fr. »

POUSSON (Alfred), professeur agrégé à la Faculté de Bordeaux. — **Traitement chirurgical de l'exstrophie de la vessie,** avec fig.. 4 fr. »

PEREZ. — **Exploration des uretères**... 2 fr. »

TUFFIER, chirurgien des hôpitaux. — **Étude sur les tumeurs malignes du rein**... 1 fr. 50

TUFFIER (TH.). — **Études expérimentales sur la chirurgie du rein.** (Néphrectomie, Néphrotomie, Néphrorraphie, Urétérotomie). 27 fig.. 6 fr. »

VARNIER (H.). — **Des Cystocèles vaginales compliquées de calculs.** Figures et 2 planches lithographiées... 2 fr. 50

Le Mans. — Typ. Ed. Monnoyer.

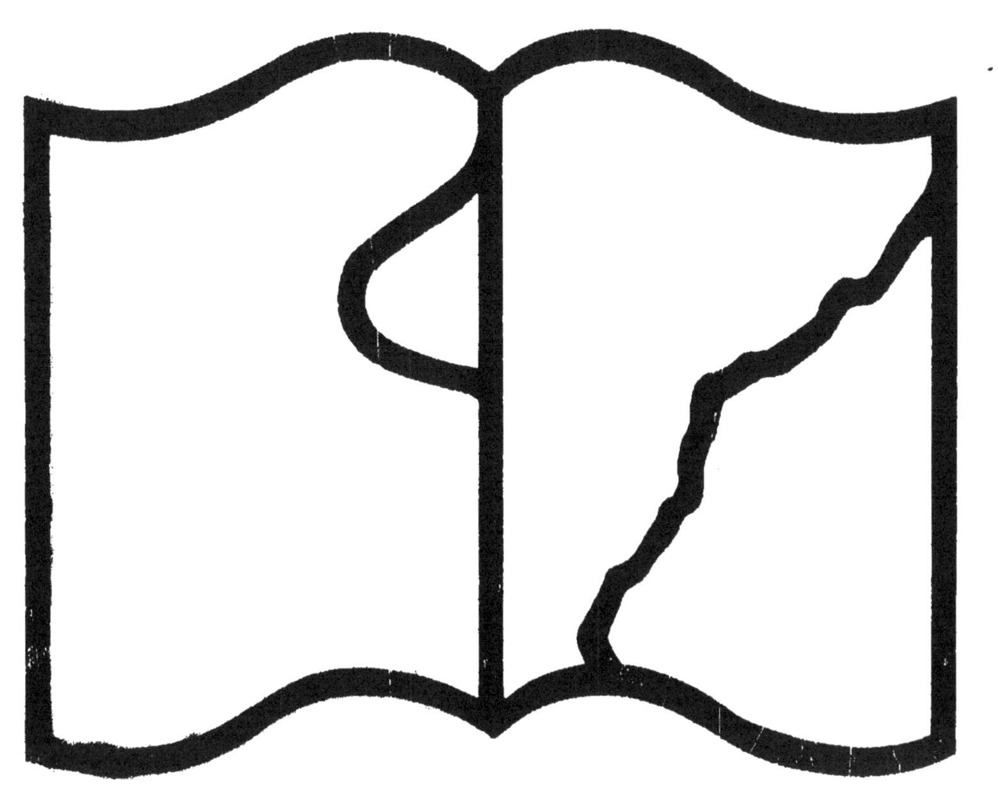

Texte détérioré — reliure défectueuse

NF Z 43-120-11

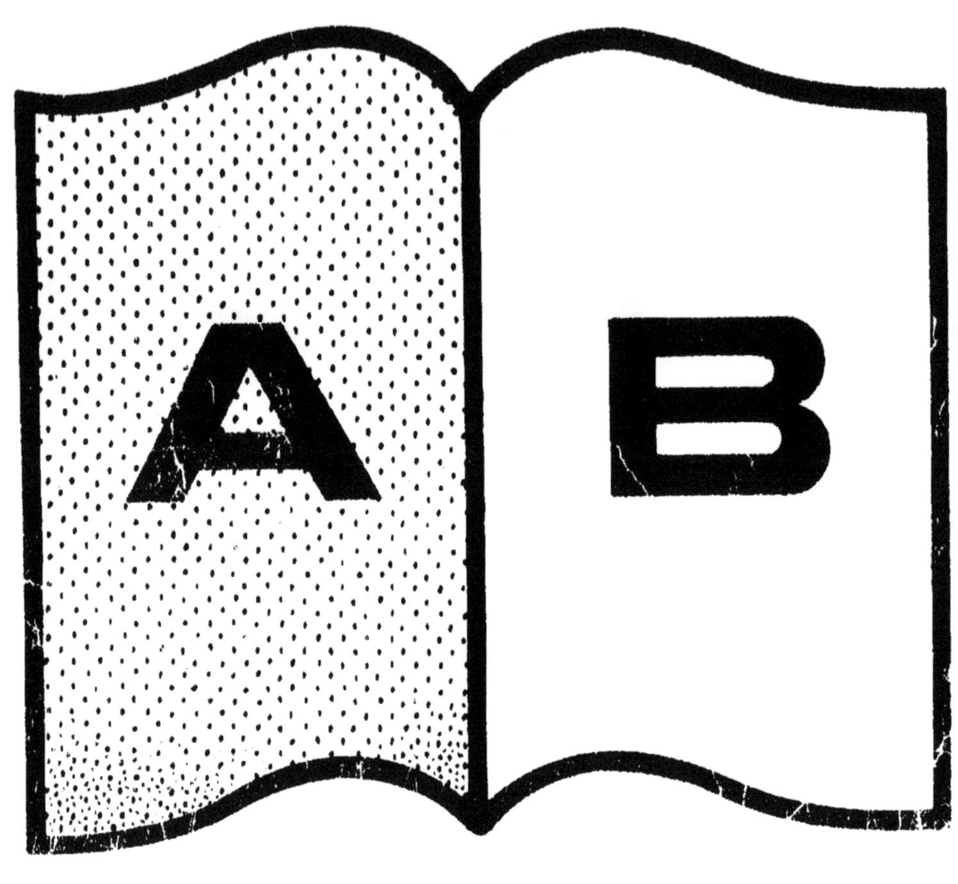

Contraste insuffisant

NF Z 43-120-14

www.ingramcontent.com/pod-product-compliance
Ingram Content Group UK Ltd.
Pitfield, Milton Keynes, MK11 3LW, UK
UKHW021134230726
13926UKWH00002B/797